AF300365

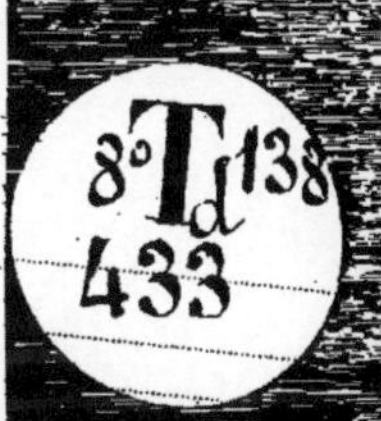
8° T d 138
433

REFLEXIONS

SUR LA

Chirurgie de l'Extrême-Front

❦ ❦ ❦

« Il faudrait créer d'urgence des
« "Chirurgiens de première ligne"
« pourvus chacun d'une " auto de
« chirurgie " ce qui permettrait
« d'intervenir chirurgicalement avec
« succès dans l'urgence contre l'hé-
« morragie des grièvement blessés. »

En campagne, le 1er mars 1915.

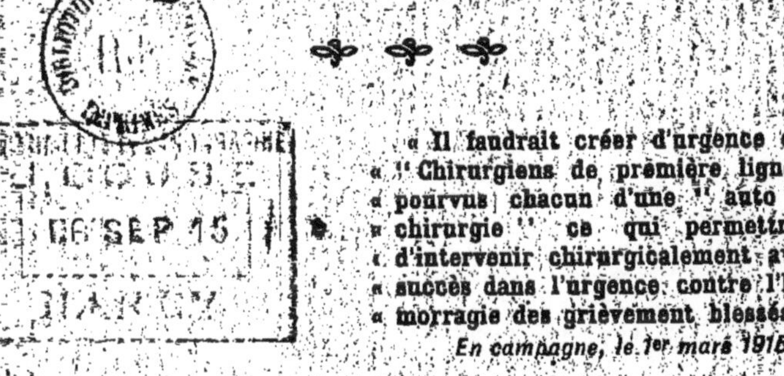

Extraits circonstanciés du livre actuellement sous presse

L'Organoscopie et la Chirurgie d'Extrême-Urgence

Par le Dr JEAN BOUCHON, Chirurgien

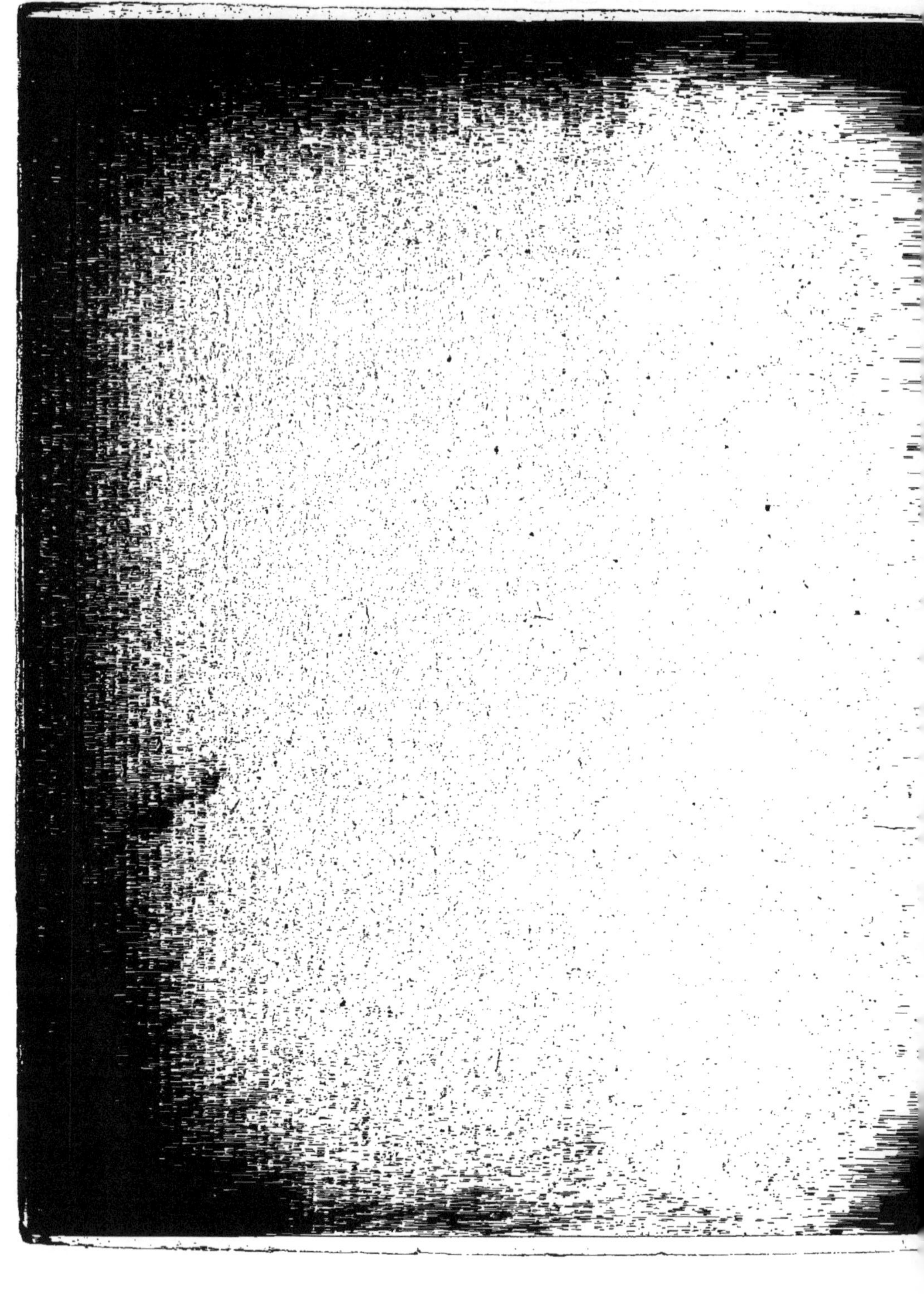

RÉFLEXIONS

SUR LA

Chirurgie de l'Extrême-Front

INTRODUCTION

❖ ❖ ❖

Le beau temps, ou plus exactement la température clémente de l'atmosphère avec les longues journées, va apporter au chirurgien de carrière sur l'extrême-front, des routes carrossables, une ambiance thermique, la lumière du jour, c'est-à-dire les conditions nécessaires et suffisantes pour lui permettre d'intervenir chirurgicalement avec succès dans l'urgence contre l'hémorragie des grièvement blessés, et pour faire scientifiquement les grands pansements de chirurgie. Cette œuvre militaire sera réalisable, si l'on crée rapidement **« des chirurgiens de première ligne »** pourvus d'une auto de chirurgie judicieusement conditionnée.

Dans le voisinage immédiat et médiat du champ de bataille, les grands pansements doivent être faits par des chirurgiens de carrière; les premières « toilettes chirurgicales » des plaies de guerre seront possibles. C'est, à notre sens, la meilleure façon de lutter avec succès contre l'encombrement des ambulances « actives » et immobilisées par leurs intransportables : l'opération organoscopique ou d'extrême-urgence bien faite (ligature d'une grosse artère, trachéotomie, régularisation immédiate des grands délabrements, anus iliaque.....) rendant transportable le grand blessé fait intransportable par sa blessure. C'est, à notre sens, la meilleure façon de lutter avec succès contre les accidents secondaires infectieux (la gangrène et le tétanos.....) qui compliquent et gênent le fonctionnement des services d'évacuations, convois et trains sanitaires. C'est, à notre sens enfin, la meilleure façon de permettre aux chirurgiens des grands hôpitaux militaires de la zone des armées, et aux chirurgiens du territoire de réaliser cette incomparable chirurgie si justement conseillée au cours de cette guerre, je veux parler de la « *chirurgie conservatrice* » et de la « *chirurgie restauratrice* ». (Sutures nerveuses, restaurations plastiques musculaires et tendineuses, chirurgie des anévrismes, arthroplastrés-entero-anastomoses définitives, réparations esthétiques de la peau.....). Sur le territoire, les membres pourront être conservés, et les restaurations seront couronnées de succès, car les tissus opératoires auront échappé à l'infection primitive par le projectile, ou à l'infection secondaire occasionnée par l'absence de soins circonstanciés.

Ces résultats seront possibles, si le chirurgien de première ligne dispose de l' « **auto de chirurgie** » voiture rapide et robuste (18 à 24 HP). Cette voiture transporterait : 1° le chirurgien; 2° trois collègues étudiants en médecine ou jeunes médecins; 3° un panier d'insments de chirurgie; 4° un panier de pansements tout préparés, de médicaments d'urgence (sérum, huile camphrée, éther); 5° dix brancards dont trois suspendus à l'intérieur de l'auto; 6° une bâche-abri.

Grâce à ce matériel, le chirurgien de première ligne, pourra opérer « en plein air », faire de l'organoscopie en « plein air » : sur l'extrême-front, combattant ou stationnant dans les tranchées, dans les villages voisins, dans une maison à moitié démolie, sous les ponts, dans les postes de secours, dans les ambulances de « plein fonctionnement » dans les ambulances immobilisées, bref, partout où les événements le permettront.

La réunion des « autos de chirurgie » pourra constituer un **« parc de chirurgie »** sous la direction immédiate du **Médecin Directeur du Service de Santé du Corps d'armée** qui mettra ces autos à la disposition des **Médecins Divisionnaires.** Ce parc possédera en outre des « auto-camions » transportant une salle d'opération complète, avec ses accessoires, étuves à stérilisation, camion de la radiographie, un approvisionnement suffisant en pansements tout préparés, les instruments de chirurgie, les médicaments d'urgence.....

Au quartier général de l'armée, pourrait fonctionner la **« Station de Chirurgie »** sous les ordres du **Médecin d'Armée.** Cette « station de chirurgie » comprendrait les formations lourdes de chirurgie proposées dans les vœux du rapport de la Commission d'enquête. Ces lourds camions, avec les sections d'hospitalisation prévues (lit = 100) contribueraient à la formation chirurgicale pour grands blessés des hôpitaux de campagne, dont la nécessité sera impérieuse, quand nos troupes seront en pays ennemi, dévasté par la guerre.

Les autos de chirurgie que nous proposons, seraient un organe particulièrement souple, mobile et rapide dont l'utilisation rendrait d'énormes services, dans la guerre, sur le sol français, ou en pays conquis, dans la guerre de mouvement et dans la guerre de stationnement.

Dans la guerre de mouvement, par exemple, dès qu'une division est engagée, dans une violente attaque, le directeur du Service de Santé du C. A. mettrait à la disposition du Médecin-Divisionnaire un nombre x d'autos de chirurgie proportionnel à l'intensité du combat et au nombre d'autos de chirurgie disponibles comme soutien de chirurgie aux ambulances de cette division. Ce soutien cessera quand l'utilité ne s'en fera plus sentir, et les « autos de chirurgie » pourront ou se rendre vers d'autres ambulances en « détresse chirurgicale », ou rallier le parc de chirurgie du Corps d'Armée.

Dans la guerre de stationnement, les attaques sont très localisées, les engagements se produisent sur un régiment, sur un bataillon (quand il y a attaques et contre-attaques) où les accidents sont isolés et très disséminés. Ces derniers accidents isolés, sont particulièrement du ressort de l'activité de l'auto de chirurgie. Le téléphone des postes de commandement des tranchées informe la division que deux hommes ont été grièvement blessés dans ou autour d'une tranchée de première ligne à Z., puis la division est informée qu'il y a cinq « grièvement blessés » au pont démoli du village de X., puis la division est informée qu'une compagnie du 10e régiment, dans les tranchées de W., vient d'être attaquée : voilà très schématiquement quelques-uns des nombreux problèmes à résoudre par le médecin divisionnaire. Les tranchées, par la courte distance des combattants donnent très fréquemment des « grièvement blessés » c'est-à-dire des intransportables très souvent. Il faut que le chirurgien de première ligne puisse se rendre avec son auto vers ces intransportables, très rapidement, après avoir pris les instructions topographiques et administratives du médecin divisionnaire par téléphone ou de visu. Le chirurgien de première ligne se rend au « secours » du blessé ou des blessés, fait ce qui est nécessaire organoscopiquement parlant, puis chargeant le ou les « opérés » dans sa voiture, il assure leur transport rapide, par va et vient, sur l'ambulance désignée. Dans les ambulances, le « grièvement blessé » organoscopié, c'est-à-dire traité d'extrême-urgence, est surveillé cliniquement jusqu'à son transport sur l'arrière. Dans ces ambulances, le grièvement blessé achève de mourir dans un milieu adéquat, si son état est au-dessous des ressources de l'art. Cette dernière considération présente son importance militaire et sociale (sépultures, objets personnels.....).

Comme les auto-mitrailleuses récemment créées, les autos de chirurgie se dissémineront sur tout le front pour coopérer à la défense nationale. Les auto-mitrailleuses sèmeront la mort dans les rangs ennemis et les autos de chirurgie arracheront à la mort nos héroïques combattants.

CHAPITRE Ier

LE CHIRURGIEN DE PREMIÈRE LIGNE & L'ORGANOSCOPIE

La Chirurgie d'extrême-urgence

Nous avons choisi cette terminologie militaire, pour exprimer notre conception du rôle de ce chirurgien dont l'action doit s'exercer sur les « premières lignes » où il devra pouvoir se rendre suivant les besoins du service chirurgical. Avec son auto de chirurgie, il pourra lutter en « plein air » contre les hémorragies externes et internes et contre les organorexies superficielles et profondes (organorexies, organes détruits).

Les Hémorragies

Pour lutter contre les hémorragies, il faut que le chirurgien se déplace le plus rapidement possible pour se rendre « au chevet du brancard » du blessé ; chaque minute qui s'écoule correspond ou à « un verre à liqueur », ou à « un grand verre » de ce sang généreux, qui est la force de notre pays. Pour lutter efficacement contre les hémorragies, il faudra perfectionner les communications téléphoniques, la vitesse des moyens de transport et le laissez-passer permanent du chirurgien. Par la rapidité, on sauve le « grièvement blessé ». L'hémorragique est un intransportable qu'une bonne opération d'urgence rend de suite transportable surtout avec l'automobile.

Nous avons réalisé des expériences de laboratoire qui sont venues corroborer nos observations cliniques, et nous en donnous ici les conclusions résumées.

1° **Dans l'hémorragie des vaisseaux de gros calibres** (carotide primitive, carotide externe et interne à l'origine, jugulaire interne, sinus latéral ; iliaques externes ou internes, fémorale), l'organisme se vide *en huit heures* de temps en moyenne. L'opération, c'est-à-dire la ligature convenable, sauve le malade dans la proportion de 90 % si elle a lieu avant la cinquième heure, à la sixième heure 7 % de résultat ; à la septième heure 2 %, et à la huitième heure 1 %. Il faut toujours tenter l'intervention, et l'on assistera à des résurrections miraculeuses. Nous citerons notamment un cas personnel de la sixième heure, où avec trois litres de sérum physiologique intraveineux, 40 cc. d'huile camphrée, 20 cc. d'éther en injections hypodermiques, deux litres de sérum physiologique administré par la voie rectale, l'anus étant solidement obturé par un bouchon de coton recouvert d'un imperméable, nous avons obtenu une résurrection quasi-miraculeuse ; il s'agissait d'une section complète de la carotide primitive par coup de couteau, j'ai trouvé la blessé inanimé, un ami, avec ses mains, appliquait à demeure le col du malade sur la plaie.

Une hémorragie des vaisseaux de gros calibres, laissée à elle-même, se termine toujours par la mort, donc notre devoir de chirurgien est d'intervenir toujours et quand même jusqu'à la sixième heure.

2° **Dans l'hémorragie des vaisseaux de moyens calibres** (presque tous les vaisseaux splanchniques et intra-abdominaux, coronaires stomachiques, pyloriques, artères rénales après la bifurcation, pancréatiques, mesentériques, coliques, branches du bouquet hypogastrique intra-pelvien, presque tous les sinus endo-craniens et vaisseaux endo-craniens.....). Tous ces vaisseaux de calibre anatomique différent, présentent le caractère commun de ne presque jamais s'obturer spontanément, par suite du mouvement permanent des viscères au repos, mouvements qui agitent constamment l'artère lésée, et par suite de l'hyper-sécrétion lymphatique du péritoine qui donne un mélange hémato-lymphatique mal coagulable et enfin par suite du vide relatif intra-abdominal qui aspire le sang. — Dans ces hémorragies, on observe presque toujours la mort (75 %), si on n'intervient pas « très chirurgicalement » par laparoscopie. Dans ces soixante-quinze cas, la mort ne se produit pas le jour même, mais le deuxième jour et quelquefois le troisième jour. Le chirurgien a donc le temps d'intervenir, et peut d'abord faire transporter son blessé dans l'endroit convenable (ambulance). — Sur les vingt-cinq blessés, qui ne succombent pas le deuxième et quelquefois le troisième jour, cinq guérissent définitivement, mais les vingt autres font de la péritonite suppurée, diffuse ou localisée. Il faut alors intervenir chirurgicalement dans les deux semaines consécutives à l'accident, dans les formations fixes (hôpitaux de campagne), mais ce n'est pas le rôle du chirurgien de première ligne, la lutte contre les infections confirmées étant du domaine des chirurgiens de l'arrière.

3º **Dans l'hémorragie des vaisseaux de petits calibres** (huméraux, radiaux, branches de la carotide externe), on observe très rarement la mort, car le blessé lui-même, par une compression de fortune, arrête le flux sanguin, mais il infecte la plaie ; et trop souvent l'on observe des accidents graves d'infections secondaires qui mettent en jeu ou la vie du membre intéressé, ou même l'organisme entier (bacillus perfringens et tétanos). On pourra améliorer l'avenir de ces blessés, si les chirurgiens de première ligne peuvent réaliser, d'une façon précoce, la toilette chirurgicale de la plaie, en soutenant chirurgicalement le poste de secours ou l'ambulance.

❖ ❖ ❖

ORGANOSCOPIE

Programme réalisable par le Chirurgien de première ligne

Pour lutter contre les hémorragies et les organorexies de guerre, le chirurgien de première ligne, avec les ressources de son auto de chirurgie, pourra réaliser l'examen systématique et chirurgical des organes lésés.

1° L'Organoscopie cranio-faciale

L'Organoscopie cranio-faciale sera facile à réaliser par la technique préférée par le chirurgien (trépanations, craniotomies, craniectomies) et réparations immédiates des grands délabrements de la face.

Pour le pansement chirurgical des plaies endo-craniennes, je recommande de « bouchonner » avec soin le trajet du projectile par une mèche imbibée d'alcool formolé à 3 %, et tortillonnée. Les orifices d'entrée et de sortie seront tassés avec force, au moyen d'une pince de Kocher. Nous prenons pour ce faire une portion de la bande d'un pansement individuel.

2° L'Organoscopie cervicale

L'Organoscopie cervicale conduira le chirurgien de première ligne à pratiquer la trachéotomie, les ligatures des gros vaisseaux, leur suture éventuelle. Il faudra toujours tamponner la plaie et suturer partiellement la peau, par-dessus la compresse qui sortira à l'angle inférieur de la plaie.

3° L'Organoscopie endothoracique

L'Organoscopie endothoracique sera rarement possible et indiquée. Si les organes et gros vaisseaux du médiastin sont intéressés, la mort est foudroyante. L'expectative immédiate permet la survie d'un grand nombre de blessés présentant des perforations pleuro-pulmonaires plus ou moins étendues. Le clinicien saura différencier l'hémothorax médical et l'hémothorax chirurgical.

Dans l'Hémothorax chirurgical, nous conseillons la divulsion intercostale de l'orifice le plus large, et nous y utilisons un mètre de mèche alcoolisée (bande du pansement individuel). Cette mèche non tassée, mais tortillonnée, sera changée, s'il y a lieu, et le chef exothoracique sera abondamment humecté à l'alcool.

Orifices pariétaux transthoraciques. — Il faut savoir « boucher » chirurgicalement les orifices pariétaux transthoraciques des hémothorax qui peuvent guérir par l'immobilité et par l'expectation armée. Trop souvent on voit un simple pansement à plat de l'orifice, et un bandage de corps ; les deux orifices suintent abondamment, des infections secondaires très graves se produisent.

Ce bouchage extemporané doit être réalisé par le chirurgien de première ligne.

Le bouchage de ces orifices transthoraciques doit se faire avec 0 m. 50 de la bande du pansement individuel. Cette bande est tortillonnée et plongée dans la solution d'alcool formolé à 1 %. On introduit dix centimètres de cette mèche dans la cavité thoracique, et avec les quarante derniers centimètres on tasse les orifices avec la pince de Kocher.

(Suites du bouchage extemporané).

S'il n'y a aucun malaise clinique, la mèche endothoracique sera retirée le neuvième jour. (Tous les jours précédents, on arrose abondamment le chef exothoracique avec la solution d'alcool formolé à 1 %). Le neuvième jour, on tamponne ensuite l'orifice pariétal ou les orifices pariétaux.

Si l'hémothorax ne veut pas se résorber, on pourra, suivant les indications cliniques, le vider par aspiration. Avec une sonde uréthrale n° 20, introduite par chaque orifice du projectile, on aspire le sang avec une seringue vésicale ou de Roux, et cela au cours de la première ou deuxième semaine. Le sang étant évacué, j'injecte dans la cavité pleural 10 cc. d'alcool formolé à 1 %.

Ces indications diverses sont plutôt à l'usage des centres de clinique chirurgicale. Le chirurgien de première ligne devra les connaître et les appliquer s'il se trouve en « soutien chirurgical » d'une ambulance relativement fixe.

Les grandes thoracectomies sont du domaine des hôpitaux de campagne.

4° La Laparoscopie ou l'Organoscopie viscérale

Ces interventions doivent utiliser la « laparotomie accidentelle » qui est agrandie, s'il y a lieu, et qui doit être toujours traitée d'extrême-urgence par la méthode de l'endotamponnement antiseptique, dans l'hémorragie interne ou dans l'éviscération.

Technique de la Laparoscopie par Laparosectie

Nous préconisons l'ouverture de la paroi abdominale avec des ciseaux forts dont une branche est introduite dans l'orifice pariétal ou dans la fissure de la laparotomie accidentelle, l'index gauche intra-abdominal sert de conducteur et de protecteur. Nous sectionnons si possible tous les plans (peau, muscles, péritoine) en un temps. Nous dirigeons toujours notre section, du côté de l'orifice dorsal, ou latéral du projectile. Pour le chirurgien, il n'existe pas d'orifice d'entrée et de sortie, cette notion est pour lui sans importance ; nous considérons toujours un orifice accessible et un orifice de « direction », vers lequel nous dirigeons notre section de l'orifice accessible, dans un plan de tronçonnage droit ou oblique, passant passant par ces deux orifices.

Les deux orifices ont été tamponnés avec soin avec une mèche imbibée d'alcool formolé. Lorsque j'ai terminé ma « laparosectie », j'introduis dans mon orifice de direction, une longue pince droite de **24** centimètres, enduite d'alcool formolé à **1** %, en la dirigeant du côté de l'orifice ventral. Je reproduis ainsi le « trajet fixé » du projectile, avec les zones d'infection et de délabrement. J'examine avec soins les organes voisins de la pince ; l'organoscopie est ainsi chirurgicalement possible, pour le traitement des lésions des vaisseaux et des lésions des viscères.

Lésions des Vaisseaux

Il faut lier *en masse* les vaisseaux qui saignent, avec de la soie n° 8 c'est-à-dire de la grosse soie. Les chefs seront très longs et sortiront par la plaie abdominale. Une mèche alcoolisée au formol sera tassée modérément le long de ce fil, depuis le point de la ligature jusqu'à l'orifice de la paroi. Une semaine ou deux après, le fil et la compresse sont retirés par tractions douces et progressives.

Dans certains cas où la ligature est impossible, on pince le point hémorragique avec une longue pince courbe de **24** centimètres; on la laisse à demeure ; elle sort par la plaie avec une mèche alcoolisée qui est sa satellite. Trois jours après on retire la pince.

Lésions des Viscères

Je distingue *les viscères pleins* et *les viscères creux,* au point de vue organoscopique.

LES VISCÈRES PLEINS

Les « Viscères pleins », foie, rate, reins, pancréas, peuvent ou saigner ou présenter un éclatement, dont l'étendue permettra de décider l'ablation ou la conservation, sauf pour le foie et le pancréas. L'ablation de la rate, d'un rein, doit se faire en 30 secondes. On liera avec de la soie 15 le pédicule vasculaire tortillonné avec grand soin ; deux ligatures superposées valent mieux qu'une : on laissera deux longs chefs de 40 centimètres, qui sortiront par la plaie. Le fil tombe spontanément du 9ᵉ au 15ᵉ jour.

Dans certains cas d'éclatement localisé, on fera des sutures hémostatiques combinées à un tamponnement très serré de la tranche cruentée.

LES VISCÈRES CREUX

Les « Viscères creux ». — Je généralise ainsi dans une même classe l'estomac, le grêle et le gros intestin qui ont le caractère commun de la même technique organoscopique.

J'extériorise systématiquement le viscère qui est perforé ou dont le meso est arraché, dans la portion vasculaire ; l'hémorragie se trouve ainsi arrêtée.

· Cette méthode d'extériorisation extamporanée, m'a donné d'excellents résultats. Elle peut se faire en deux minutes. On tamponne avec soin le pourtour viscéral : ce pansement intraabdominal est fait sans anesthésie.

Gastrostomie de nécessité

L'estomac est extériorisé dans sa portion périfistuleuse, les deux orifices sont visibles à fleur de peau, deux ou trois points en U aponévro-transgastriques fixent l'estomac hernié à la paroi, comme s'il s'agissait d'une gastrostomie. Par cette gastrostomie de nécessité, on peut nourrir le blessé; à l'angle inférieur et à l'angle supérieur de la plaie sortent les mèches-tampons de l'arrière cavité des épiploons, et de la grande cavité cœlomique.

Entérostomie de nécessité

Si une portion de l'intestin est perforée, j'extériorise cette portion. J'ai pu, dans un cas extrême, extérioriser jusqu'à 50 centimètres, mais très souvent il s'agit d'une portion de 10 à 20 centimètres, pour un projectile transabdominal. Il m'est arrivé, dans un cas de deux projectiles transabdominaux, d'extérioriser les deux anses intestinales extrêmes, l'anse juxta-duodénale et l'anse juxta-cœcale. Deux mois après, j'ai réalisé une double entero-anastomose avec succès.

Je passe, par transfixion, dans le meso correspondant, une compresse aseptique, cela suffit pour maintenir cette hernie intestinale de nécessité. Les fistules intestinales s'oblitèrent progressivement et quelquefois complètement; elles ne provoquent jamais de dénutrition grave.

Colostomie de nécessité

La même technique d'extériorisation avec transfixion du mesentère par une compresse aseptique est applicable au gros intestin, pour la portion intéressée par le projectile. Ainsi les matières fécales s'écoulent en dehors du ventre, et non plus dans le ventre. Il faut tamponner, avec une mèche imbibée d'alcool formolé à 1 °/₀, la région suspecte : la mèche sort par l'angle inférieur ou supérieur de la plaie.

Ces extériorisations exigent un grand pansement, peri-abdominal, changé avec soin, matin et soir, s'il le faut. Mais ces malades sont transportables « illico » et cinq jours après, on peut leur faire faire 20 à 30 kilomètres en automobile. Les adhérences séreuses, par formolisation, sont très résistantes.

Tamponnement trans et endo-abdominal formolé

C'est dans l'application judicieuse de ma méthode de tamponnement ethero-formolé, que le chirurgien de première ligne peut intervenir avec succès dans les lésions perforantes et gangréneuses des viscères creux.

Je vais décrire le tamponnement trans-abdominal en détail, pour schématiser ma méthode, qui peut le plus, peut le moins.

Soit un trajet théorique infectant et hémorragique ombilico-sous-rénal ayant intéressé ou non un viscère creux : la laparoscopie est faite conformément à mes principes sus-énoncés. L'extériorisation intestinale est faite, s'il y a lieu. Puis je procède au tamponnement trans-abdominal. Je prends une pièce de gaze aseptique de 1 mètre de côté (celle du grand pansement tout préparé A). Je la tortillonne, après l'avoir plongée dans de l'alcool formolé à 1 %, l'excès de liquide se trouve exprimé. Le tortillon terminé, je le plie en deux. Avec une longue pince, je l'introduis dans la cavité abdominale, et je fais sortir les deux chefs libres par l'orifice opposé dorsal ou latéral. Le chef ventral en U sort de la plaie ventrale, entouré de plusieurs petites compresses superficielles. Je referme la paroi abdominale en masse avec des points séparés à la soie de 14, et les mèches se trouvent groupées au centre, ou à l'angle supérieur, ou à l'angle inférieur, suivant les cas.

Trois jours après l'opération, on retire complètement les compresses superficielles périphériques. Six jours après l'opération, on coupe avec des ciseaux l'anse ventrale de la mèche trans-abdominale ; puis, on extériorise tous les deux jours 5 à 10 centimètres de la mèche en tirant 5 à 10 centimètres alternativement sur le chef ventral et sur le chef dorsal. En une semaine, on a retiré toute la mèche trans-abdominale. Je décris ce cas extrême dont la technique est applicable aux divers tamponnements partiels intra et latéro-abdominaux.

J'humecte abondamment avec de l'alcool à 95° les chefs extériorisés le jour de l'opération et les jours de pansement. Le pansement sera renouvelé deux fois par jour s'il a lieu, puis tous les deux jours, bref chaque fois que le bandage de corps commencera à être souillé.

Cas de la perforation vésicale ou Cystostomie de nécessité

J'agrandis l'orifice abdominal de la ligne blanche et j'extériorise partiellement la vessie dans sa portion traumatisée ; quatre points en U aponevro trans-vésicaux fixent solidement cet organe à la paroi. A l'angle supérieur de la plaie sort la mèche qui tamponne le Douglas. Il est remarquable de constater avec quelle rapidité (en six semaines) la fistule vésicale se ferme spontanément.

Avantages des Laparoscopies

Mes interventions laparoscopiques durent de quatre minutes à un quart d'heure au maximum. Ces interventions pourront être qualifiées « d'incomplètes » par certains esprits ; elles donnent l'avantage de pouvoir sauver un grand nombre de grands blessés qui, « laparoscopés », sont de suite transportables à de grandes distances.

Jamais je ne fais des incisions sur la ligne blanche qui, ouverte, facilite les éventrations secondaires.

Je préfère les incisions latérales transmusculaires qui, spontanément, s'obturent par cicatrisation secondaire, en donnant des parois très solides, en six semaines de temps, par des orifices qui, le jour de l'intervention, admettaient les deux mains rapprochées.

En ce qui concerne les « extériorisations » viscérales, il sera possible à nos maîtres, restés sur le territoire, de pratiquer des enfouissements secondaires, des entero-anastomoses de dérivation, des résections intestinales, avec un succès constant, dans une salle d'opération bien agencée ; et leurs opérés auront eu le temps de reprendre des forces pour supporter une opération chirurgicale d'une heure environ.

5° Segmentoscopie ou Organoscopie des Membres

L'examen chirurgical et le « traitement premier » des plaies superficielles et profondes des membres devraient être toujours réalisés par un chirurgien de carrière, soit au poste de secours, soit à l'ambulance. La première toilette chirurgicale des plaies, en apparence bénignes pour un esprit non chirurgical, devrait toujours être réalisée. Quand on a vu, dans les services de l'arrière, le résultat de l'emballage et du pansement par à plat, après iodo badigeonnage superficiel par des mains inexpérimentées, on comprendra que les chirurgiens de carrière réclament avec énergie, le grand honneur de se rendre dans les postes de secours et dans les ambulances, pour faire les pansements chirurgicaux. En principe, le chirurgien de carrière devrait pouvoir faire *tous les premiers pansements*, c'est-à-dire *les premières toilettes chirurgicales ;* en fait débordé et encombré, il fera le plus souvent ce qu'il pourra.

Nous avons profondément admiré et médité les belles pages de chirurgie publiées, au début de cette guerre, par M. le médecin inspecteur Delorme. On ne saurait répéter trop la valeur scientifique et patriotique de ces conseils, que nous résumons par cette phrase « sur l'avant, chirurgiens, n'opérez pas, mais emballez vos blessés et faites-les évacuer rapidement ».

« Ne pas opérer » ne signifie pas du tout : « abstenez-vous de faire la toilette chirurgicale des plaies », ou « laissez dans les plaies, terre, débris vestimentaires, projectiles..... ». « Emballez » vos blessés, ne signifie pas qu'il faut emballer une plaie avec ses corps étrangers et sa saleté.

On vient vous dire « en temps de guerre, on n'a pas le temps de prendre un bain, vous n'aurez jamais de cabinet de toilette à votre disposition ». — Mais est-ce une raison pour ne pas se laver ? J'ai vu des fusiliers-marins, sur le bord des routes, le torse nu au soleil, se laver à grande eau, et réalisant ainsi des conditions hygiéniques supérieures pour leur organisme, aux conditions réalisées par un luxueux cabinet de toilette où jamais le soleil ne peut entrer.

Je ne parle pas des circonstances navrantes, qui constituent les atrocités de la guerre, où l'encombrement dépasse les limites de l'activité humaine, et empêche par l'imprévu (recul ou marches forcées) de faire ce que l'on voudrait. Ce n'est pas une raison pour ne pas étudier les solutions et les remèdes de ce troublant problème. J'ai constaté souvent le triomphe de l'esprit méthodique et de sang-froid du service de la Préfecture de Police et de ses agents après la revue du 14 Juillet à Longchamps ; ce service remarquable en quelques minutes, par quelques agents bien placés et par quelques barricades de fortune judicieusement situées, transformait un mélange inextricable d'automobiles, de voitures, de cavaliers et de piétons en un défilé ordonné et paisible. — Sous le feu de l'ennemi, dans le surmenage intensif des forces physiques, intellectuelles et morales, ces qualités bien françaises d'improvisation et de méthode triompheront quand-même chez le chirurgien de carrière, placé aux premières lignes. Ce chirurgien — qui n'aura pas seulement une science livresque, mais qui devra surtout posséder ces qualités primordiales d'improvisation et de méthode — pourra assurer dans de bonnes conditions les premiers pansements chirurgicaux.

Le Pansement chirurgical

Un pansement chirurgical bien fait ne saigne pas, et peut, et même, doit rester trois ou quatre jours sans être renouvelé.

La Technique. — Il faut instantanément différencier, si l'on a affaire à un trajet aseptique ou septique. Dans le doute, on devra toujours considérer une plaie comme septique. Dans les plaies aseptiques, le pansement par à plat et le badigeonnage iodé périphérique suffit. — Dans les plaies septiques simples, il faut tasser dans les plans décollables une mèche tortillonnée trempée dans l'alcool formolé à 1 % en réclinant les lèvres de la plaie. Cette mèche est enlevée quarante-huit heures après. — Dans les plaies en séton, j'introduis dans le trajet une portion de bande tortillonnée du pansement individuel, trempée dans l'alcool formolé à 1 %. Ce tamponnement forcé est très hémostatique ; avec une pince de Kocher, on fait sortir le chef libre par l'orifice opposé du séton. Le tortillon doit déborder et tamponner les orifices. (*Ablation progressive en quatre jours.*)

Les Amputations de nécessité

Dans les grands délabrements avec attrition complète, et dans les gangrènes localisées, il pourra être indiqué de réaliser des amputations dites de nécessité.

L'Evidement conoïde

Nous préconisons pour ce faire notre méthode de « **l'Évidement conoïde** ».

La Technique. — Avec un couteau d'amputation quelconque, je sectionne, en suivant un plan de tronçonnage vertical à l'axe médian ou oblique, suivant la topographie des tissus vivants, toutes les parties molles jusqu'à l'os, tangentiellement aux tissus écrasés ou aux tissus gangrénés. Cette section doit se faire très rapidement en un temps. Je supprime d'une façon absolue les moyens mécaniques d'hémostase. On recommande à l'aide qui tient le membre à amputer d'appuyer avec force sur la grosse artère nourricière (humérale, axillaire, fémorale).

Avec les doigts, je cerne l'os, que je coupe à la scie, 5 à 7 cm. plus haut que le trait de section des parties molles. On obtient ainsi un tronc de cône à base verticale ou oblique, par suite de la différence de rétraction de la peau, des aponévroses et des muscles.

Ce **tronc de cône** a un sommet osseux, une circonférence de base cutanée, et des parois musculo tendineuses. (Il suffit d'une à deux ligatures, toujours en masse, sur les artères principales. Je ne fais jamais l'hémostase des veines superficielles).

Je remplis ce tronc de cône avec des mèches imbibées d'alcool formolé à 1 %; ces mèches seront bien tassées; elles contribuent à donner une hémostase satisfaisante.

Par-dessus les compresses, désormais emprisonnées, je suture la peau par un point ou deux en son milieu, laissant deux oreilles, par où sortent les chefs exubérants des compresses, qui assurent ainsi un drainage parfait.

Soins post-opératoires

Les mèches sont changées le troisième jour, si le malade a la fièvre, sinon on les laissera huit jours.

En six semaines environ pour le membre supérieur (bras et avant-bras), en huit semaines pour la jambe à la partie moyenne, et en dix semaines pour la cuisse, la plaie est comblée par des bourgeons charnus, matelas très élastiques pour le moignon.

Après ce laps de temps, sans anesthésie, je décolle le tissu cellulaire sous-cutané pour libérer la peau recroquevillée et je suture toute la ligne cutanée par des points qui assurent la coaptation médiate et immédiate.

Par cette méthode, on n'observe pas de névromes douloureux, de suppurations chroniques et désespérantes de l'os, et l'élasticité du segment terminal du moignon, particulièrement indolent, permet le port des appareils prothétiques les plus variés.

CHAPITRE II

« L'AUTO DE CHIRURGIE »

❖   ❖   ❖

Cette voiture automobile très rapide et robuste (18 à 24 HP) transporterait le chirurgien, assis à côté du mécanicien; à l'intérieur se trouveraient ses trois collègues et le matériel.

I. Le Chirurgien

Il sera choisi parmi les « praticiens de la chirurgie », mobilisés et ayant à leur actif une grande pratique de la chirurgie vécue; c'est-à-dire que dans sa pratique civile, il aura eu maintes fois l'occasion de se déplacer avec sa voiture personnelle, pour se rendre en province ou à la campagne, appelé par téléphone, pour faire des opérations d'urgence. Il a l'habitude d'emporter tout ce qu'il faut et de tout faire par lui-même. Il sait faire les opérations de nécessité qui rendent transportable un intransportable.

II. Ses Collaborateurs

Trois étudiants en médecine ayant au moins douze inscriptions ou trois jeunes médecins.

L'étudiant en médecine n° 1, « *Anesthesist* », donnerait le chloroforme ou le chlorure d'éthyle, et ferait des pansements.

L'étudiant en médecine n° 2 « *Instrumentist* », s'occupe de la stérélisation et de ranger les instruments. Il a les mains stériles et assiste le chirurgien.

L'étudiant en médecine n° 3 « *Hypodermist* », s'occupe de déshabiller le blessé et de lui faire rapidement les injections hypodermiques d'urgence nécessaires et les injections de sérum. Il ferait aussi des pansements.

Le mécanicien s'occupera en outre, de la direction de sa voiture, des moyens d'éclairage. Ses phares de route pourront servir à éclairer, pendant la nuit, le local opératoire. Il assurera le développement des bâches-abris, et aidera à porter les brancards. Il aura, en outre, la fonction d'assurer l'alimentation des médecins.

III. Le Matériel

a) DESCRIPTION DE L'AUTO DE CHIRURGIE

L'on pourrait agencer rapidement une voiture qui transporte six brancards dans les sections sanitaires automobiles, en faisant les modifications suivantes très simples :

1° Sur le pan extérieur, une tablette mobile de 1 mètre de large sur 2 m. 75 de long ;

2° Une bâche-abri de 2 mètres, fixée au-dessus de la table (roulée) pour permettre l'opération ;

3° Sur le pan extérieur opposé, une bâche-abri de 10 mètres pour abriter les blessés :

4° A l'intérieur, un coffre-siège ;

5° Au-dessus du siège, un support-panier.

L'auto de chirurgie est prête à fonctionner en une demi-heure. Le développement a lieu suivant les indications. — En un quart d'heure elle peut partir.

Dans certains cas, le chirurgien pourra disposer un brancard à l'intérieur de la voiture, où il fera ses pansements, surtout si le plafond de l'auto permet l'éclairage astral ou artificiel (verre de vitre, lampe acétylène).

b) DESCRIPTION DU MATÉRIEL

1° **Un panier d'instruments de chirurgie** renfermant *six boîtes métalliques* de l'encombrement des boîtes du nouveau matériel.

Nous donnerons comme type la nomenclature de notre arsenal

personnel permettant de faire vingt-quatre opérations au minimum et un maximum à peu près illimité.

Boîte n° 1 : 18 bistouris, 6 couteaux d'amputation de 25 cm. l., chacun enveloppé dans un papier.

Boîte n° 2 : 24 ciseaux forts (12 droits et 12 courbes), chacun enveloppé dans un papier.

Boîte n° 3 { 12 pinces de Péan, chacune enveloppée dans un papier.
12 pinces hémostatiques à forcipressure, chacune enveloppée dans un papier.

Boîte n° 4 { 12 pinces longues droites de 24 cm., chacune enveloppée dans un papier.
12 pinces longues courbes de 24 cm., chacune enveloppée dans un papier.

Boîte n° 5 { 6 pinces à disséquer, à griffes.
6 pinces à disséquer, sans griffes.
6 pinces porte-aiguilles courtes.
3 pinces porte-aiguilles à mors concentré.
Assortiment d'aiguilles intestinales courbes, à chas à ressort.
———————————— Ordinaires. ————————————

Boîte n° 6
dite de
« chirurgie
osseuse »
{ Une scie de Collin, à os.
Une pince de Liston.
Une pince gouge.
Un davier de Farabœuf.
Un marteau à manche court.
3 ciseaux à froid.

Divers { Un assortiment complet de *soie* stérilisée, de 0 à 20 pour la nomenclature.
6 cuvettes émaillées.
2 seaux à pansements.

$$\text{La boîte d'anesthésie} \begin{cases} \text{12 flacons de 120 grammes de chloroforme.} \\ \text{12 tubes de chlorure d'éthyle.} \\ \text{2 écarteurs de la mâchoire, à charnière.} \\ \text{2 écarteurs de la mâchoire, à vis.} \end{cases}$$

Tout ce matériel se trouve rangé dans un ou deux paniers placés dans la voiture au-dessus du coffre-siège.

Les Nappes et Napperons opératoires en « papier fort »

On pourrait généraliser l'emploi économique du *papier stérilisé à l'autoclave*. Ces papiers sont pliés en quatre et conservés dans une boîte genre biscuit Olibet.

Ces papiers dépliés constituent pour l'extrême urgence, des nappes et napperons sur lesquels on peut disposer des instruments stérilisés.

Ces nappes et napperons peuvent couvrir, s'il y a lieu, les vêtements du blessé dans la région péri-opératoire.

Les compresses et les champs juxta-opératoires sont fournis par les pansements aseptiques tout préparés, ouverts avant l'opération, et la portion non utilisée servira pour le pansement terminal de l'opéré. S'il y a lieu, on trempe ces compresses dans une solution d'alcool formolé à 2 %.

L'ORGANOSCOPIE

ou l'« Opération » en « plein air »

Le médecin « *hypodermist* », le médecin « *instrumentist* » et le méde-cin « *anesthesist* » ont développé leur matériel sur la tablette mobile.

Le chirurgien prépare ses instruments sur sa nappe et ses compresses et champs opératoires, il évolue *seul*, entre sa table préparée et le brancard opératoire. Il met ses instruments maculés sur le napperon ad hoc ; après l'opération, ce papier sert à faire un paquet provisoire « à faire nettoyer » par l'instrumentist.

Chaque médecin est à son poste, le médecin hypodermist procède aux injections sous-cutanées de sérum, d'huile camphrée ; le médecin instrumentist, de l'autre côté du brancard, aide, s'il y a lieu, l'opérateur ; le médecin anesthesit assure l'anesthésie. Tous les trois collaborent aux pansements et au transport des brancards avec l'aide du mécanicien.

Le brancard opératoire. — Le brancard réglementaire sus-pendu sur un support réglementaire ou de fortune, est une table d'opé-ration très satisfaisante pour pratiquer les opérations d'extrême-urgence, dites organoscopiques, et évite la mobilisation du corps, si préjudiciable aux grands blessés. Un déshabillage circonstancié permet l'intervention. Un pansement convenable permet d'attendre les évacuations consécutives jusqu'au « train » ou jusqu'au « lit » bien conditionné.

L'opération terminée, le blessé, sur le même brancard, est transporté dans l'abri, où viendront le chercher les ambulances, les automobiles d'évacuation....., qui pourront enlever ces blessés devenus transportables par le fait de l'opération.

Les brancards seront interchangés, l'auto de chirurgie en possédant douze avec ses douze couvertures.

Un blessé bien opéré repose convenablement pendant trois jours, s'il le faut, dans son brancard comme le matelot dans son hamac.

La literie « imparfaite » est un danger pour les blessés. (Infection, propreté douteuse..... dans les grands arrivages de blessés).

2° **Objets de pansements. Pharmacie. Antiseptiques**. —
Se trouvent à l'intérieur de l'auto dans le coffre-siège.

1° Grands, moyens, petits pansements tout préparés (A, B, C).

2° Pansements individuels, coton roulé.

3° Bandages de corps, thorax et abdomen, en toile ou imperméabilisés. Notre format est pour le thorax ou l'abdomen (60 cm. × 1 m. 20).

4° Savon de Marseille, de potasse et brosses.

5° 6 sarrauts et 6 tabliers (costume).

6° Matériel hypodermique d'urgence :

Seringues en verre, de 2 cc.

    —   —   de 5 cc.

    —   —   de 20 cc.

Sérum physiologique en litres, avec dispositif *ad hoc* (propulseur et aiguille) : 30 litres, pour injections intra-veineuses, hypodermiques et surtout pour le grand lavage de certaines plaies abdominales, thoraciques, crâniennes et les grands délabrements superficiels du tégument.

Huile camphrée, en pot de 100 grammes.

Ether, caféine, spartéine, ergotine en ampoules.

Sérum antitétanique (*x*).

7° Antiseptiques

Alcool	15 litres	
Formol	5 litres	23 litres.
Iode (alcool)	3 litres	

8° Deux grands bouilloirs à alcool, un petit bouilloir.

c) LA STÉRILISATION, LES ANTISEPTIQUES DE GUERRE

Antiseptie de la peau. — Le décapage de la plaie et des mains doit se faire au savon de Marseille, au savon de potasse avec brossage énergique. Puis immersion des mains ou de la plaie pendant deux. minutes dans la solution suivante :

(Solution faible)	Savon, *ad libitum*.	
	Glycérine	10
	Alcool.	50
	Formol.	2
	Ether	30
	Iode (alcool)	8
		100

Les plaies suspectes peuvent être tamponnées et désinfectées avec ce mélange imbibant les compresses. Chaque fois que cela sera possible, je recommande de travailler opératoirement « dans une *atmosphère formolée* » très indiquée dans la substance cérébrale, dans les séreuses, où le formol a la propriété de provoquer des adhérences rapides, et très « limitantes ». Au « plein air » les vapeurs formolées n'incommodent pas l'opérateur et ses aides.

Une étuve Poupinel (chaleur sèche par l'alcool) de 900 centimètres carrés 30×30 d'encombrement, peut rendre de grands services. Sa place dans l'auto de chirurgie n'est pas indispensable, le service du parc assurant en grand la stérilisation des instruments et du papier.

S'il y a un grand mouvement opératoire à assurer, je procède à l'antiseptie forte des instruments de la manière suivante.

Les instruments maculés sont essuyés avec une compresse stérilisée et ils sont ensuite immergés dans la solution suivante :

(Solution forte)	Glycérine.	40
	Alcool	60
	Formol.	20
		100

L'immersion doit durer dix minutes au minimum et plusieurs journées consécutives au maximum, sans abîmer les instruments.

Avant de s'en servir, il faut les agiter dans du sérum physiologique pour diluer cet antiseptique caustique à cette proportion.

J'ai employé également, avec succès, si l'alcool et le formol manquent, des solutions faibles et fortes de potasse caustique, d'eau de Javel, ou d'eau de Labarraque pour les plaies et les instruments.

d) DÉPART DE « L'AUTO DE CHIRURGIE »

Les opérations terminées, en un quart d'heure, l'auto a rangé son matériel et peut partir. Pendant les opérations (si le chirurgien a trouvé un local, un abri et une table de fortune), l'auto a pu, par un va et vient avec ses trois brancards intérieurs, évacuer sur l'ambulance voisine, ou la gare voisine, un certain nombre d'opérés, dans les cas de nécessité extrême, si d'autres services ne peuvent assurer ces évacuations.

Le chirurgien confie, à qui de droit, ses opérés porteurs d'une fiche complète sur l'intervention et les suites opératoires. Cette fiche est la copie en bleu du « journal d'opérations » de l'**auto de chirurgie.**

L'auto de chirurgie « rallie » son parc au corps d'armée. En y arrivant, elle peut être réapprovisionnée ; son matériel est renouvelé, les boîtes d'instruments sont stérilisées. Pendant la nuit, le chirurgien et les trois médecins peuvent dormir dans les brancards (et un sur le coffre), fixés à l'intérieur de la voiture.

CHAPITRE III

LE PARC DE CHIRURGIE DU CORPS D'ARMÉE

a) Son Fonctionnement — *b)* Son Utilisation

La réunion des autos de chirurgie pourrait constituer un parc de chirurgie sous la direction immédiate du Médecin Directeur du service de santé du corps d'armée. La gestion et le service administratif du parc peuvent être assurés par un officier d'administration et un pharmacien (vivres, personnel, gestion automobile, approvisionnement en matériel, stérilisation).

Le parc, outre le nombre x d'autos de chirurgie pourrait être pourvu :

1° D'un *auto-camion du matériel* (pansements antiseptiques, médicaments, brancards, bâches-abris, pneus, essence, huile).

2° D'un *auto-camion de stérilisation* (générateur de vapeur, autoclave grand format).

3° D'un *auto-camion salle d'opération*. Dans cette chambre mobile, bien éclairée et bien chauffée, l'on pourrait opérer *de nuit* et par *les froids*, les grands blessés, rapportés par les autos de chirurgie. Ce seraient, en particulier, les grands blessés ayant besoin d'une opération complémentaire, longue et laborieuse (secours de la radiographie, chirurgie gastrique cardiaque, thoracectomies).

4° D'un *auto-camion de radiographie*.

Utilisation du Parc et des Autos de Chirurgie

1° **Dans la guerre en mouvement**. — L'auto de chirurgie est envoyée par le Dr S. S. C. A, au médecin divisionnaire qui la dirige sur un point déterminé, pour préparer le travail d'une ambulance divisionnaire qui arrivera plus tard, moins rapide. Ou bien « l'auto de chirurgie » pourra être envoyée comme « soutien chirurgical » **d'une ambulance** ou **d'un poste de secours**, débordé subitement par un grand fonctionnement inattendu.

Les brancardiers transporteront à l'ambulance, avec les petits et moyens blessés, « ces grands blessés » pansés chirurgicalement dans le voisinage du champ de bataille. Si c'est à l'ambulance que se trouve l'auto, l'ambulance prendra directement et immédiatement en charge au point de vue clinique et au point de vue administratif, ces opérés ; l'ambulance pourra les réconforter, leur faire une toilette opportune, procéder à la thérapeutique post-opératoire, à l'alimentation, au couchage le meilleur, et aux évacuations qu'elle juge possible. L'ambulance, dans son organisation actuelle, nous paraît parfaitement agencée pour réaliser ce rôle de clinique chirurgicale et de rouage militaire (ce dernier étant indispensable en temps de guerre, état civil, armement, rapports administratifs pour les évacuations, les décès).

Si cette ambulance, dans la guerre de mouvement, se voit dans l'obligation de s'immobiliser avec ses opérés et ses blessés, l'auto de chirurgie la quittera, si son travail est terminé, pour s'adjoindre en soutien à l'ambulance de réserve, entrée à son tour en activité, la voiture automobile assurant une liaison permanente par un va-et-vient avec la direction du service de santé du corps d'armée.

Ainsi, par cette collaboration technique de l'auto de chirurgie, les ambulances « qui possèdent une organisation d'une souplesse remarquable et très ingénieuse » pourront permettre la réalisation d'une œuvre chirurgicale complète, l'opération et les soins post-opération.

Ce « soutien chirurgical » de l'auto de chirurgie, pourra se produire, soit quand l'ambulance constituera un simple lieu de passage où se complète l'action du service régimentaire, soit quand l'ambulance s'immobilisera avec des opérés d'urgence et des grands blessés à opérer dans les jours consécutifs, l'ambulance, dans les opérations secondaires, amputations et ouvertures de collections suppurées, étant très bien organisée pour assurer cette tâche qui n'est pas du domaine de l'auto de chirurgie, mais qui est du domaine de la chirurgie courante.

2° **Dans la guerre de stationnement** (tranchées, siège d'une place forte...), les ambulances prennent une immobilité relative ; elles pourront devenir des « centres fixes de cliniques chirurgicales ». Le « soutien opératoire » par l'auto de chirurgie, s'exercera dans d'excellentes conditions, facilitées par suite de la permanence relative d'une même ambulance dans un lieu déterminé.

En cas d'accidents produits dans le voisinage immédiat et médiat des tranchées, le médecin divisionnaire pourra demander une auto de chirurgie qui se rendra le plus rapidement possible sur « place » (au poste de secours, au point où s'arrêtent les convois de ravitaillement). Le grièvement blessé, traité « chirurgicalement » sur « place », sera ainsi rendu transportable, et l'auto de chirurgie emmènera son ou ses blessés vers l'ambulance désignée. Cette ambulance désignée ne sera pas forcément la plus proche des tranchées (cette dernière étant fréquemment surchargée de besogne). Il résultera de ce transport à distance, une meilleure répartition des blessés dans les ambulances de corps d'armée.

Grâce à ces autos de chirurgie, supprimant les intransportables, le commandement pourra, dans l'intérêt des malades et de la stratégie, établir ses ambulances dans la zone du train de combat, à *8 kilomètres* environ en arrière de la ligne de feu, au lieu de les établir dans la zone des divisions (à 4 kilomètres en arrière), exposées au feu de l'artillerie ennemie et au bruit infernal de nos pièces lourdes.

CHAPITRE IV

CONCLUSIONS

❖ ❖ ❖

En somme, l' « auto de chirurgie » que nous décrivons ici très sommairement, par ses caractères essentiels de rapidité et de grande mobilité, pourrait rendre un « **soutien chirurgical effectif** » aux formations sanitaires de l'avant, actuellement existantes, en hiver pendant le « *stationnement combattant* », et dans la belle saison pendant l' « *activité combattive* » de nos troupes.

Et cette « auto de chirurgie » réaliserait, dans les guerres actuelles, d'une façon plus scientifique, l'œuvre pratique déjà réalisée, dans les guerres du Premier Empire, par les « **ambulances volantes de Larrey.** »

Et si les ambulances volantes de Larrey **durent mutiler par nécessité,** les autos de chirurgie pourront, par leur double caractère « scientifique et militaire », développer la chirurgie conservatrice, en permettant d'**éviter les mutilations primitives** (grands délabrements), ou les mutilations **secondaires** (infection).

En campagne, le 1ᵉʳ Mars 1915.

Dʳ Jean BOUCHON.

❖ ❖ ❖

Nancy - Imprimerie J. Coubé

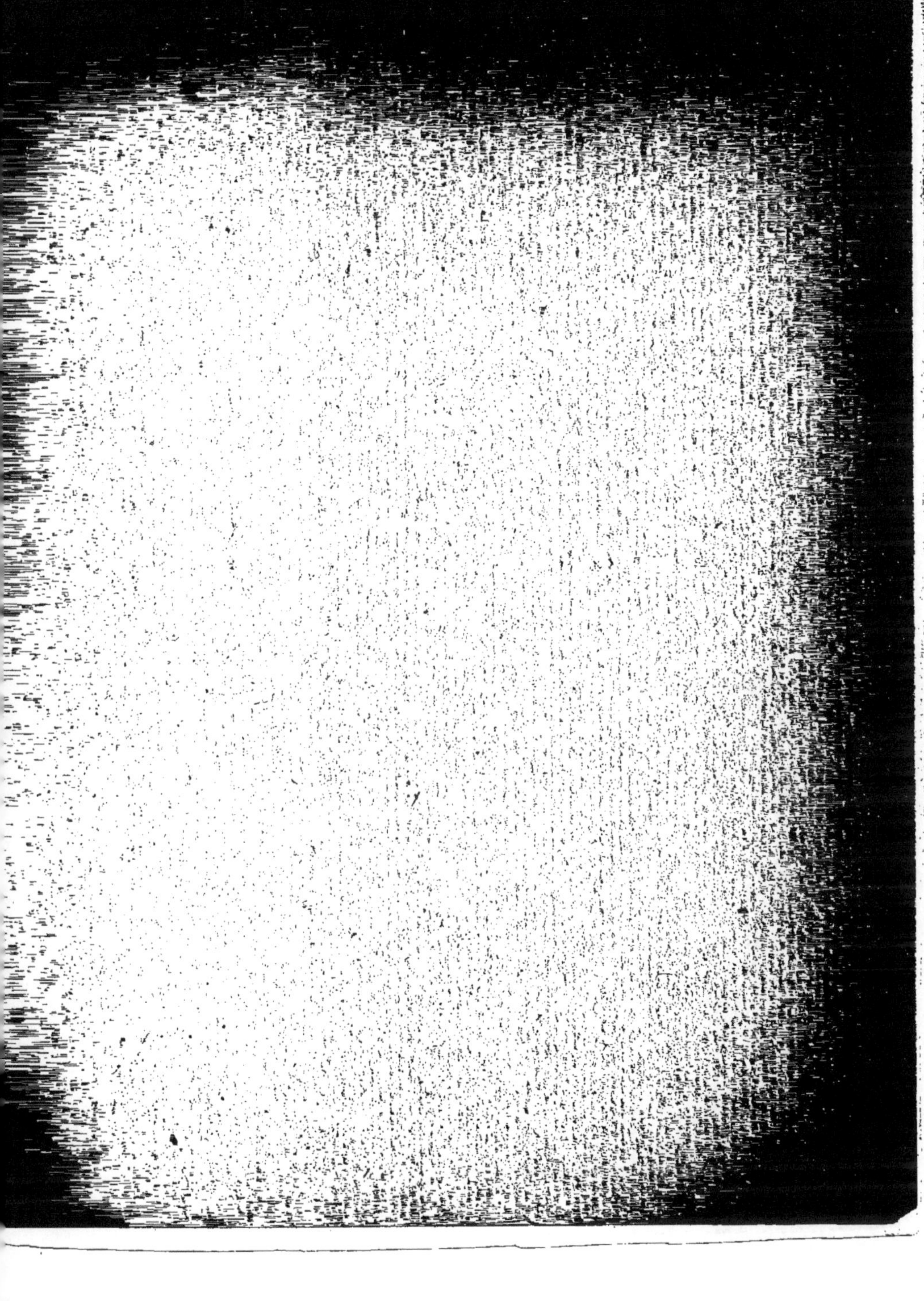